Rodilla osteoartritis

Todo lo que necesitas saber

Dra. Sheila Harrison

Descargo de responsabilidad

Este contenido sirve para proporcionar información general sobre la enfermedad y tiene como objetivo capacitarlo para buscar asistencia médica inmediata si es necesario para prevenir complicaciones. Es fundamental recalcar que esta información no sustituye la consulta a un médico calificado. El campo de la ciencia médica evoluciona continuamente y, debido a la naturaleza dinámica del conocimiento médico, recomendamos buscar asesoramiento de expertos si encuentra alguna inconsistencia o tiene la intención de tomar medidas basadas en la información de este contenido. Nunca ignore la orientación médica profesional ni retrase el tratamiento basándose en algo que haya leído en línea, incluido este material, o de cualquier otra fuente en línea. Recuerda siempre que Internet no puede curarte; más bien, la curación se produce a través de la guía de profesionales médicos y la providencia de Dios.

Tabla de contenido

Introducción

La osteoartritis, comúnmente conocida como OA, es la forma más frecuente de artritis que afecta a una gran cantidad de personas en todo el mundo. Esta condición se caracteriza por la degeneración progresiva del cartílago articular y del hueso subyacente. Si bien la osteoartritis puede manifestarse en varias articulaciones del cuerpo, con frecuencia afecta las articulaciones de la rodilla, lo que aumenta el riesgo de fracturas en el fémur, la tibia o la rótula.

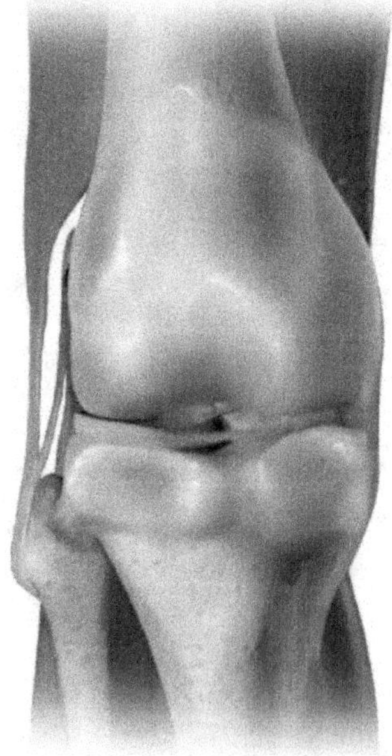

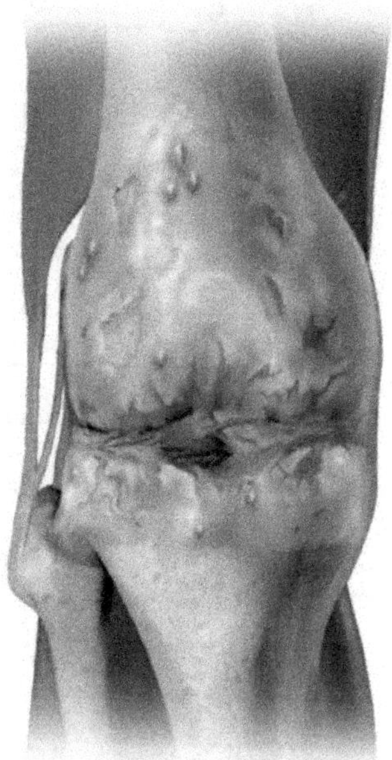

Sección 1

RESUMEN (Osteoartritis de rodilla)

Un aspecto llamativo de la artrosis de rodilla es que no discrimina según la edad. Esta afección puede afectar a personas de cualquier edad, lo que la convierte en un problema a lo largo de toda la vida. Sin embargo, el riesgo de desarrollar osteoartritis de rodilla aumenta significativamente después de los cuarenta y cinco años. A medida que las personas envejecen, el desgaste de sus cuerpos se acumula, lo que afecta la salud de las articulaciones de las rodillas.

La osteoartritis de rodilla es una afección multifacética en la que una variedad de factores contribuyen a su desarrollo. La infección es una causa potencial; sin embargo, es menos común que otras influencias. En los casos en que una infección se establece dentro de la articulación de la rodilla, puede provocar inflamación, daño al cartílago y cambios en los tejidos de la articulación que pueden provocar osteoartritis.

Otro factor importante que contribuye al desarrollo y progresión de la osteoartritis de rodilla es la obesidad. El exceso de peso corporal ejerce una tensión significativa sobre las articulaciones de la rodilla, acelerando el proceso de desgaste. El cartílago que amortigua los extremos de los huesos se vuelve más vulnerable al daño a medida que lucha por soportar la carga adicional. En consecuencia, la obesidad amplifica significativamente el riesgo de osteoartritis de rodilla.

Se sabe que los cambios hormonales y las predisposiciones genéticas desempeñan un papel en el desarrollo de la osteoartritis de rodilla. Estos factores pueden hacer que ciertas personas sean más vulnerables a la afección. Si bien se están realizando investigaciones para comprender mejor la influencia de las hormonas y la genética en la osteoartritis, es evidente que contribuyen a la complejidad de esta enfermedad multifactorial.

En particular, la osteoartritis de rodilla revela una discrepancia relacionada con el género. Las mujeres son más susceptibles a desarrollar osteoartritis en las articulaciones de la rodilla en comparación con los hombres. Esta discrepancia está influenciada por una combinación de factores, que incluyen variaciones hormonales, diferencias en la alineación de las articulaciones y predisposiciones genéticas.

La escala global de la osteoartritis de rodilla

Un estudio publicado en la respetada revista Lancet en 2020 proporcionó una cruda revelación sobre la prevalencia de la osteoartritis de rodilla. La investigación estimó que la asombrosa cifra de 654,1 millones de personas de cuarenta años o más vivían con osteoartritis de rodilla en todo el mundo. Estas cifras subrayan el enorme impacto de esta afección en la vida de las personas y la importante carga sanitaria que supone para la sociedad.

Osteoartritis de rodilla en los Estados Unidos

La osteoartritis de rodilla es un problema de salud importante en los Estados Unidos, particularmente entre los adultos mayores y las personas con factores de riesgo específicos. La prevalencia de osteoartritis de rodilla en personas mayores de cuarenta años varía del 16% al 23%, observándose tasas más altas en los grupos de mayor edad. La carga económica de la osteoartritis de rodilla es sustancial y abarca los costos de atención médica asociados con el diagnóstico, el tratamiento y el manejo.

Las personas que padecen osteoartritis de rodilla se enfrentan a numerosos desafíos. Las fracturas, el dolor crónico y las complicaciones asociadas comprometen su calidad de vida, movilidad e independencia. Esto no sólo afecta a los individuos sino que también tiene un impacto social significativo.

La necesidad de cuidados a largo plazo

Un resultado común de la osteoartritis de rodilla es la necesidad de cuidados domiciliarios a largo plazo debido al malestar crónico que causa. Esta presión adicional sobre los sistemas de salud, las familias y las personas es una preocupación considerable.

En resumen, la osteoartritis de rodilla es una dolencia complicada con una variedad de factores de riesgo que se suman a su alta incidencia y a una importante carga financiera tanto para los individuos como para la sociedad. El bienestar de las personas con osteoartritis de rodilla y los sistemas de atención médica que les atienden depende de los esfuerzos para comprender, prevenir y controlar mejor la afección.

Sección 2

Síntomas de la artrosis de rodilla

Algunos de los síntomas prevalentes de la osteoartritis de rodilla incluyen los siguientes:

- **Dolor:** El signo más típico de artrosis en la articulación de la rodilla es el dolor persistente. El dolor puede ser sutil o agudo y puede empeorar al caminar, subir escaleras o permanecer quieto durante mucho tiempo. Además, el dolor puede empeorar durante los períodos de inactividad.

- **Rigidez:** Un signo frecuente de osteoartritis de rodilla es la rigidez en la articulación de la rodilla, especialmente después de períodos prolongados de descanso o inactividad. Mover o doblar la rodilla puede resultar difícil si se siente rígida y antinatural.

- **Hinchazón:** Un signo de osteoartritis en la rodilla es la hinchazón o inflamación de la articulación. La articulación puede sentirse caliente al tacto, tener una apariencia notablemente hinchada y sentirse tirante.

- **Movilidad reducida:** Otro síntoma de la artrosis de rodilla es la disminución del rango de movimiento de la articulación de la rodilla. Puede resultar difícil enderezar o doblar completamente la rodilla, lo que limita la flexibilidad y la movilidad.

- **Crema:** La crepitación es uno de los signos más frecuentes de osteoartritis en la rodilla. Cuando una persona mueve la articulación de la rodilla, puede sentir o escuchar un crujido o un chirrido. Este ruido es el resultado del desgaste del cartílago dentro de la articulación o se vuelve abrasivo.

- **Debilidad:** La debilidad muscular en la articulación de la rodilla es un posible síntoma de osteoartritis en algunas personas. Esta debilidad puede ser un factor de inestabilidad, así como de problemas de equilibrio y para caminar.

- **Limitaciones funcionales:** A medida que la osteoartritis de rodilla empeora, a las personas les puede resultar más difícil realizar tareas habituales, como caminar, subir escaleras y levantarse de una posición sentada. La calidad de vida general puede verse considerablemente afectada por estas restricciones funcionales.

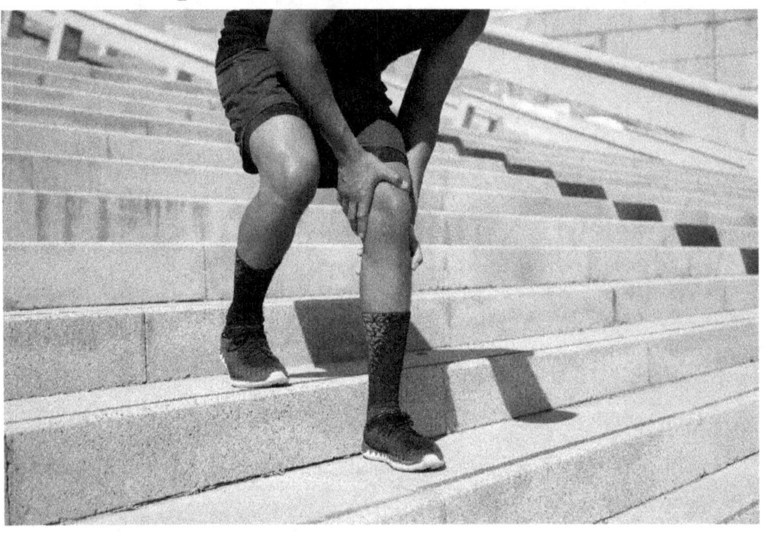

Sección 3

Causas de la artrosis de rodilla

Las causas de la osteoartritis de rodilla pueden ser multifactoriales e implicar una combinación de factores genéticos, biomecánicos y de estilo de vida.. Aquí hay algunas causas comunes:

- **Lesiones crónicas y estrés articular:** Las personas que pasan mucho tiempo de pie y levantan objetos pesados mientras están de pie, en cuclillas o gateando con frecuencia pueden tener "mini traumatismos" en las articulaciones de las rodillas. Esto puede causar osteoartritis de rodilla.

- **Falta de actividad física:** Si bien demasiada tensión en la articulación de la rodilla puede provocar artritis, también puede hacerlo la falta de ella. Para promover la salud y la reparación del cartílago, el cartílago de la articulación de la rodilla debe estar sometido a carga de peso. La falta prolongada de actividad física también puede provocar osteoartritis de rodilla.

- **Problemas de tono muscular:** Cuando los músculos isquiotibiales, cuádriceps y pantorrillas están débiles, el cartílago de la rodilla y el hueso subyacente soportan una mayor tensión. Como resultado de esto, se puede desarrollar osteoartritis de rodilla.

- **Cambios bioquímicos:** Las investigaciones han identificado ciertas anomalías bioquímicas en las articulaciones de la rodilla causadas por la osteoartritis.

- **Desalineación articular:** La alineación anormal de la articulación de la rodilla, como las piernas arqueadas o las rodillas valgas, puede generar una tensión desigual en las superficies de las articulaciones, lo que provoca un mayor desgaste.

Sección 4

Factores de riesgo asociados con la osteoartritis de rodilla

- **Edad:** Con la edad, el cartílago sufre más desgaste y su capacidad de reparación disminuye.

- **Peso:** Puede producir tensión en una articulación debido al aumento de peso, especialmente en las rodillas. Cada libra adquirida puede agregar de 3 a 4 libras de peso adicional a las rodillas.

- **Herencia:** Esto incluye cambios genéticos que pueden aumentar el riesgo de que una persona desarrolle osteoartritis.

- **Género:** La osteoartritis de rodilla afecta más a mujeres que a hombres.

Lesiones por estrés repetitivo (LER)

Estas lesiones ocurren cuando se produce tensión repetida en una articulación.. Por lo general, esto depende de la ocupación de una persona. Las personas que trabajan en trabajos que requieren mucha actividad física que tensa las articulaciones son más propensas a desarrollar osteoartritis.

- **Atletas:** Los atletas que practican fútbol, tenis o carreras de larga distancia pueden tener más probabilidades de desarrollar osteoartritis de rodilla.

- **Otras enfermedades:** La osteoartritis es más común en personas que tienen artritis reumatoide. Este tipo de osteoartritis ocurre en personas con otra enfermedad articular, llamada artritis secundaria.

- **Problemas metabólicos:** La osteoartritis es más común en personas con problemas metabólicos, como sobrecarga de hierro o exceso de hormona del crecimiento.

Sección 5

¿Proceso de diagnóstico de la artrosis de rodilla?

La osteoartritis de rodilla suele ser diagnosticada mediante evaluación clínica, evaluación de antecedentes médicos y diagnóstico por imágenes. Los siguientes son los métodos comunes para el diagnóstico de la osteoartritis de rodilla:

Historial médico

El proveedor de atención médica analizará sus síntomas, su duración y cualquier lesión o afección médica previa que pueda estar contribuyendo a su dolor de rodilla.

Examen físico

Un examen físico realizado por su médico será el primer paso en el diagnóstico de artrosis de rodilla. El médico realizará un examen físico de la articulación de la rodilla y evaluará su rango de movimiento, estabilidad y signos de inflamación. También pueden buscar hinchazón, sensibilidad y presencia de crepitación (un sonido crepitante) en las articulaciones durante el movimiento.

Estudios de imagen

Varios Se pueden utilizar técnicas de imagen para evaluar la articulación de la rodilla y confirmar el diagnóstico de osteoartritis.. Estos pueden incluir:

- **Rayos X:** Las imágenes de rayos X de la osteoartritis de rodilla proporcionan estructuras detalladas de los huesos y pueden revelar estrechamiento del espacio articular, espolones óseos y otros cambios característicos asociados con la osteoartritis. Las radiografías muestran deterioro óseo y cartilaginoso así como la existencia de espolones óseos. Esto puede ayudar en el diagnóstico de la osteoartritis de rodilla. Cuando las radiografías no revelan una causa clara del malestar articular o cuando indican que otros tipos de tejido articular pueden estar lesionados, se pueden solicitar resonancias magnéticas.

- **Imágenes por resonancia magnética (MRI):** Las exploraciones por resonancia magnética utilizan potentes imanes y ondas de radio para producir imágenes detalladas de la articulación de la rodilla, incluidos los cartílagos, los ligamentos y los tejidos blandos circundantes. Esto puede ayudar a evaluar el alcance del daño del cartílago e identificar otras posibles causas de dolor de rodilla.

- **Ultrasonido:** Las imágenes por ultrasonido se pueden utilizar para visualizar tejidos blandos, como la membrana sinovial y los ligamentos, y pueden ayudar a identificar inflamación o acumulación de líquido dentro de la articulación.

- **Pruebas de laboratorio:** Si bien no existen análisis de sangre específicos para el diagnóstico de la osteoartritis de rodilla, se pueden solicitar análisis de sangre para descartar otras afecciones que pueden imitar la osteoartritis, como la artritis reumatoide.

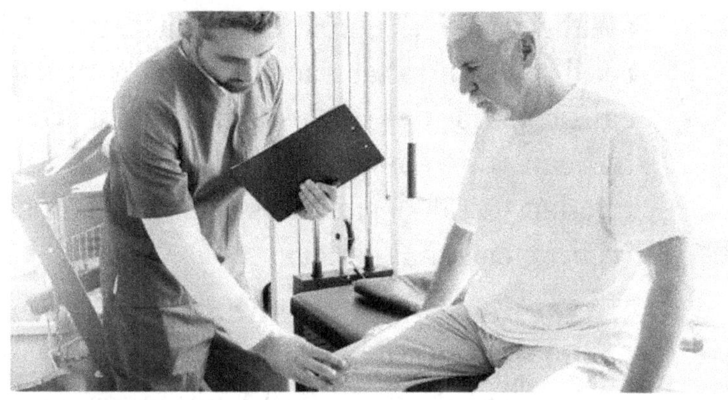

Sección 6

Complicaciones asociadas con la osteoartritis de rodilla.

La osteoartritis de rodilla es una afección que conlleva una serie de complicaciones que afectan significativamente la vida de los afectados. Aquí profundizaremos en algunas de las complicaciones clave asociadas con la osteoartritis de rodilla.

- **Rigidez y dolor:** Una de las principales complicaciones de la osteoartritis de rodilla es la rigidez y el dolor persistentes que inflige a las personas. A medida que la afección progresa, las articulaciones de la rodilla se vuelven menos flexibles y más rígidas, lo que provoca rigidez. Esta rigidez puede ser particularmente pronunciada por la mañana o después de períodos prolongados de inactividad. El dolor es otra característica de la osteoartritis de rodilla. El dolor suele localizarse en la articulación de la rodilla afectada y puede variar desde una molestia leve hasta una agonía intensa. Puede ser constante u ocurrir durante ciertas actividades, como caminar o estar de pie. Este dolor y rigidez crónicos tienen un profundo impacto en la vida diaria de una persona, afectando su capacidad para realizar tareas rutinarias y disfrutar de actividades habituales.

- **Desafíos físicos y de movilidad:** La osteoartritis de rodilla tiene un efecto en cascada sobre las capacidades físicas y la movilidad de un individuo. A medida que la afección empeora, genera limitaciones físicas que hacen que los movimientos y tareas cotidianas sean cada vez más desafiantes. Las personas con osteoartritis de rodilla con frecuencia encuentran difícil realizar actividades que alguna vez fueron rutinarias, como caminar, subir escaleras o incluso permanecer de pie durante períodos prolongados. El dolor y la rigidez asociados con la osteoartritis de rodilla dificultan el libre movimiento de la articulación, lo que dificulta la flexión y flexión de la articulación de la rodilla.

- **Impacto en las actividades diarias:** Las complicaciones de la osteoartritis de rodilla se extienden más allá del ámbito físico y afectan la capacidad para realizar las actividades diarias. Algo tan fundamental como caminar puede convertirse en una tarea dolorosa y laboriosa. El dolor y la incomodidad experimentados durante las actividades con carga de peso pueden provocar limitaciones importantes y afectar la independencia de un individuo. Tareas como ir al supermercado, dar un paseo por el parque o visitar a amigos y familiares se vuelven cada vez más desafiantes.

- **Calidad de vida deteriorada:** La artrosis de rodilla no sólo afecta al bienestar físico sino que también perjudica significativamente la calidad de vida. La incomodidad, el dolor y la movilidad reducida a menudo provocan frustración y una disminución de la sensación de bienestar. Las limitaciones que impone la artrosis de rodilla también pueden tener consecuencias emocionales y psicológicas, provocando sentimientos de tristeza, ansiedad o incluso depresión.

- **Participación reducida en actividades:** A medida que la osteoartritis de rodilla progresa y las complicaciones se intensifican, las personas pueden comenzar a retirarse de diversas actividades que alguna vez disfrutaron. Es posible que eviten participar en actividades físicas y sociales que impliquen movimiento debido al miedo al dolor o a un daño mayor en las articulaciones. En consecuencia, su vida social puede verse afectada ya que participan menos en actividades o reuniones grupales.

- **Desafíos en el autocuidado:** Las actividades diarias de cuidado personal, como bañarse, vestirse y arreglarse, también pueden resultar un desafío para las personas con osteoartritis de rodilla. Tareas sencillas como agacharse para atarse los cordones de los zapatos o entrar y salir de la ducha pueden resultar arduas. Estos desafíos en el autocuidado pueden erosionar el sentido de independencia de un individuo.

En general, las personas con osteoartritis de rodilla experimentan diversas dificultades en la vida. La calidad de vida de una persona puede verse afectada negativamente, sus rutinas diarias pueden verse alteradas y puede experimentar dificultades emocionales y sociales como resultado del dolor, la rigidez y las limitaciones en su movilidad y actividad física. Comprender estos problemas es esencial para crear estrategias eficientes para controlar la osteoartritis de rodilla y mejorar el bienestar de quienes viven con esta afección.

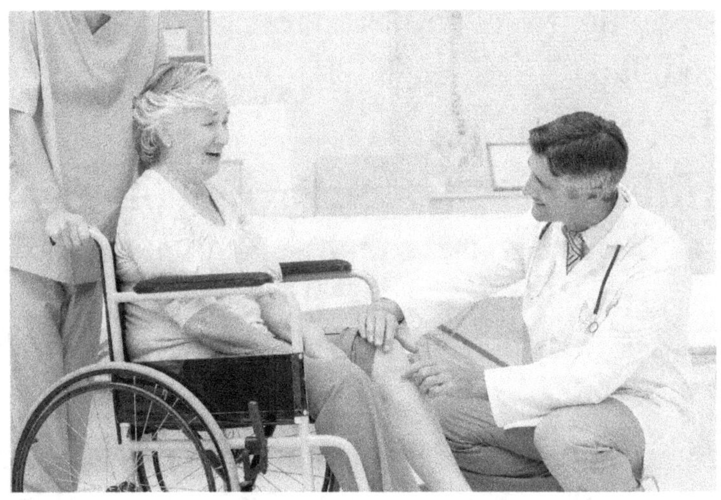

Sección 7

Tratamiento de la artrosis de rodilla

El tratamiento de la osteoartritis de rodilla tiene como objetivo aliviar el dolor, mejorar la función de las articulaciones y mejorar la calidad de vida general del individuo. El enfoque de tratamiento puede implicar una combinación de intervenciones no farmacológicas, medicamentos y, en casos graves, opciones quirúrgicas. A continuación se presentan algunas estrategias de tratamiento comunes para la osteoartritis de rodilla:

Intervenciones no farmacológicas:

- **Control de peso:** Mantener un peso saludable o perder el exceso de peso puede reducir la tensión en la articulación de la rodilla.

- **Ejercicio y fisioterapia:** Los ejercicios de fortalecimiento, las actividades aeróbicas de bajo impacto y los ejercicios de flexibilidad pueden ayudar a mejorar la estabilidad y la movilidad de las articulaciones y reducir el dolor.

- **Dispositivos de ayuda:** El uso de los dispositivos de asistencia como aparatos ortopédicos, aparatos ortopédicos o ayudas para caminar pueden brindar apoyo y reducir la presión sobre la articulación de la rodilla.

- **Terapia de frío y calor:** Aplicar compresas frías o calientes en la rodilla puede ayudar a aliviar el dolor y la inflamación..

Intervenciones farmacológicas:

- **Analgésicos:** Los analgésicos de venta libre, como el paracetamol o los antiinflamatorios no esteroides (AINE), pueden ayudar a controlar el dolor y reducir la inflamación..

- **Medicamentos tópicos:** Se pueden aplicar cremas, geles o parches que contengan AINE o capsaicina directamente en la articulación de la rodilla para aliviar el dolor localizado..

- **Inyecciones intraarticulares:** Los corticosteroides o las inyecciones de ácido hialurónico pueden aliviar el dolor temporal y reducir la inflamación en la articulación de la rodilla..

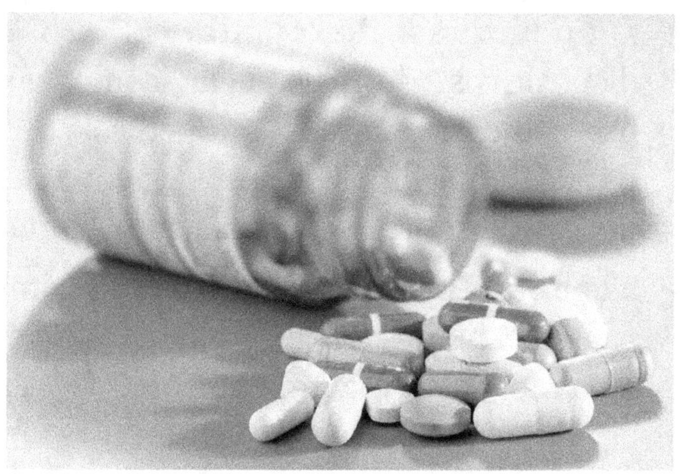

Intervenciones Quirúrgicas:

- **Artroscopia:** Cirugía mínimamente invasiva para reparar o eliminar tejido dañado dentro de la articulación de la rodilla..

- **Osteotomía:** Un procedimiento quirúrgico que implica remodelar o realinear los huesos para aliviar la presión sobre el área dañada..

- **Reemplazo total de rodilla:** En casos graves, se puede reemplazar la articulación de la rodilla dañada. con una articulación artificial formada por componentes metálicos y plásticos. Debes consultar al médico ya que él te sugerirá cuándo someterse a una cirugía de reemplazo de rodilla.

Terapias complementarias y alternativas:

- **Acupuntura:** La inserción de agujas finas en puntos específicos del cuerpo para ayudar a reducir el dolor y mejorar los síntomas..

- **Suplementos de hierbas:** Se cree que algunos suplementos a base de hierbas, como la glucosamina y el sulfato de condroitina, alivian los síntomas, aunque la evidencia científica es contradictoria..

La elección del tratamiento depende de varios factores, incluida la gravedad de los síntomas, las preferencias individuales y las recomendaciones del médico.

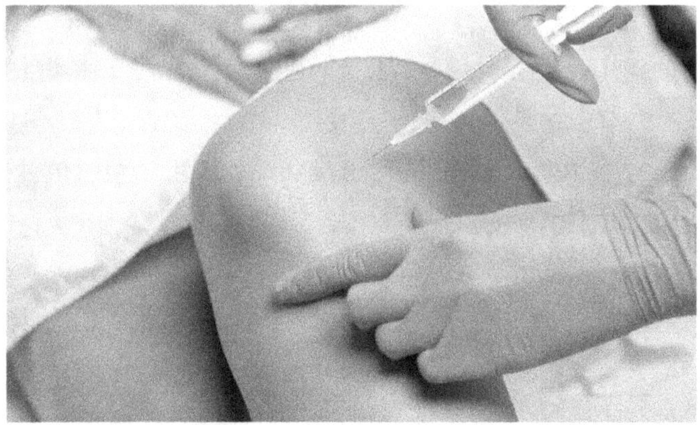

Sección 8

Prevención de la artrosis de rodilla

Si bien puede que no sea posible prevenir por completo la osteoartritis de rodilla, ciertas modificaciones y estrategias en el estilo de vida pueden ayudar a reducir el riesgo o retrasar la aparición de la afección.

Las siguientes medidas ayudarán en la salud general de las rodillas y pueden prevenir el desarrollo y progresión de la osteoartritis de rodilla:

- **Mantener un peso saludable:** El exceso de peso ejerce una presión adicional sobre las articulaciones de la rodilla, aumentando el riesgo de osteoartritis. Mantener un peso saludable o perder peso si es necesario puede ayudar a reducir la carga sobre las articulaciones y prevenir la osteoartritis de rodilla.

- **Hacer ejercicio regularmente:** El ejercicio ayuda a fortalecer los músculos alrededor de la articulación de la rodilla, mejora la estabilidad de las articulaciones y favorece la salud general de las articulaciones. El ejercicio regular puede prevenir la osteoartritis de rodilla. Realice ejercicio regular que incluya una combinación de actividades cardiovasculares, entrenamiento de fuerza y ejercicios de flexibilidad.

- **Protege tus articulaciones:** Cuando practiques deportes o actividades físicas, utilice equipo de protección adecuado, como rodilleras, para minimizar el riesgo de lesiones en la rodilla que pueden provocar osteoartritis.

- **Practique buenas posturas y mecánica corporal:** Mantenga una postura y una mecánica corporal adecuadas durante actividades como sentarse, pararse, levantar objetos y doblarse para minimizar la tensión excesiva en las articulaciones de las rodillas.

- **Evite el estrés repetitivo en las rodillas:** Limite las actividades que impliquen tensión repetitiva en las rodillas, como arrodillarse, ponerse en cuclillas o permanecer de pie durante períodos prolongados, especialmente en superficies duras. Esto puede ayudar en la prevención de la osteoartritis de rodilla.

- **Utilice calzado que soporte las articulaciones:** Use zapatos cómodos y con soporte que brinden amortiguación y absorción de impactos para reducir el impacto en las articulaciones de las rodillas.

- **Calentamiento y enfriamiento:** Antes de realizar actividades físicas, caliente los músculos y las articulaciones con ejercicios suaves y estiramientos. Luego, enfría y estírate para ayudar a mantener la flexibilidad y prevenir la tensión muscular.

- **Mantenga un estilo de vida saludable:** Adoptar un estilo de vida saludable que incluya una dieta equilibrada y rica en nutrientes, una hidratación adecuada y evitar fumar, ya que fumar se ha asociado con un mayor riesgo de osteoartritis.

Sección 9

Preguntas frecuentes sobre la osteoartritis de rodilla

¿Están relacionadas la diabetes y la artrosis de rodilla?

La osteoartritis de rodilla comparten factores de riesgo como obesidad e inflamación. Pueden afectarse indirectamente entre sí debido a la actividad física limitada causada por la osteoartritis y las posibles interacciones entre medicamentos. El manejo de ambas afecciones requiere una estrecha supervisión médica y ajustes en el estilo de vida.

¿Puede la artrosis de rodilla afectar las enfermedades renales?

La artrosis de rodilla y las enfermedades renales afectan principalmente a diferentes partes del cuerpo. Pero pueden influir indirectamente entre sí debido a factores de riesgo compartidos, medicamentos, inflamación y actividad física reducida.

¿Puede la artrosis de rodilla causar problemas cardíacos?

No,la osteoartritis de rodilla no causa directamente problemas cardíacos. Es una enfermedad degenerativa de las articulaciones que afecta a los cartílagos y los huesos, no al corazón. Sin embargo, algunos factores de riesgo asociados con la osteoartritis, como obesidad y la inactividad, pueden contribuir al desarrollo de problemas cardíacos con el tiempo.

¿Puede la artrosis de rodilla causar problemas hepáticos?

La osteoartritis de rodilla es principalmente una afección relacionada con las articulaciones y no causa directamente problemas hepáticos. Sin embargo, ciertos medicamentos utilizados para controlar la osteoartritis de rodilla, como el paracetamol (paracetamol) y los fármacos antiinflamatorios no esteroides (AINE), pueden afectar potencialmente al hígado cuando se usan de forma excesiva o inapropiada. El uso prolongado o en dosis altas de estos medicamentos puede contribuir al daño hepático.

¿El colesterol alto causa artrosis de rodilla?

No hay evidencia directa que sugiera que el colesterol alto causa osteoartritis de rodilla. La osteoartritis se debe principalmente al desgaste de las articulaciones con el tiempo, factores genéticos y otros factores de riesgo como la edad, obesidad y lesiones articulares. Sin embargo, los niveles altos de colesterol y las afecciones relacionadas, como la obesidad, pueden contribuir a otros problemas de salud que pueden afectar indirectamente la salud de las articulaciones y exacerbar la osteoartritis.

¿Por qué la artrosis de rodilla es un signo de huesos débiles?

La osteoartritis de rodilla no es un signo directo de huesos débiles. Es una enfermedad degenerativa de las articulaciones que afecta principalmente al cartílago de las articulaciones, no a los huesos en sí. Sin embargo, la salud ósea subyacente puede desempeñar un papel en el desarrollo y la progresión de la osteoartritis. Factores como la reducción de la densidad ósea osteoporosis puede debilitar el soporte de las articulaciones, aumentando potencialmente el riesgo de daño articular y empeorando los síntomas de la osteoartritis. Entonces, si bien la osteoartritis no es un signo de huesos débiles en sí misma, la salud general de los huesos puede afectar la gravedad y la progresión de la afección.

www.ingramcontent.com/pod-product-compliance
Lightning Source LLC
Chambersburg PA
CBHW060908260726
48661CB00008B/3532